DE LA

VALEUR THÉRAPEUTIQUE

DE LA

SOURCE CAROLA

DE

RIBEAUVILLÉ

(HAUTE-ALSACE)

PAR LE

Dr CH. STAUB

Médecin de l'établissement thermal.

Ἄριστον μὲν ὕδωρ.
Πίνδαρος.

DE LA

VALEUR THÉRAPEUTIQUE

DE LA

SOURCE CAROLA

DE

RIBEAUVILLÉ

(HAUTE-ALSACE)

PAR LE

Dr CH. STAUB

Médecin de l'établissement thermal.

Ἄριστον μὲν ὕδωρ.
Πίνδαρος.

STRASBOURG

J.-H.-ED. HEITZ (HEITZ & MÜNDEL)

1890.

AVANT-PROPOS.

Le travail que nous présentons aujourd'hui au public, est le résumé d'observations cliniques recueillies depuis le mois d'août 1888, époque où la source thermale de Ribeauvillé apparut pour la première fois à la surface du sol débarrassée de toute eau étrangère, jusqu'aujourd'hui fin janvier 1890. A nos propres observations, nous ajouterons celles que quelques-uns de nos confrères ont pu recueillir jusqu'à ce jour, et qu'ils ont bien voulu nous communiquer.

Grâce à la composition chimique complexe de l'eau, aux modes d'emploi et d'application sous les formes les plus variées, nous avons pu élargir notre cercle d'action sur des groupes de maladies bien distinctes les unes des autres.

Résumons donc rapidement nos moyens d'action.

I. *Eau sous forme de boisson.*

Nous avons *avant tout* l'eau minérale sous forme de boisson. L'analyse de Frésénius, publiée en mars 1889, a établi que chimiquement elle est l'analogue des eaux de Vittel et de Contrexéville en France et de Wildungen en Allemagne et qu'elle l'emporte sur ses similaires par sa riche minéralisation.

Eau calmante et sédative dont l'action s'exerce principalement sur les muqueuses, régularisant les grandes fonctions de l'organisme qu'elle met dans de meilleures conditions d'assimilation en activant toutes les sécrétions, surtout la sécrétion urinaire, et en stimulant les fonctions digestives, elle a été employée avec succès, tant à la source, qu'à domicile, dans les affections des voies urinaires, les manifestations de la diathèse urique et divers troubles des voies digestives.

Analyse comparative des eaux de Ribeauville, de Contrexéville et de Vittel.

	Source Carola Temp. 18·2⁰	Source du Pavillon Contrexéville Temp. 10⁰	Grande Source. Vittel Temp. 11⁰
Analysée par	*Frésénius et Hintz*	*Debray*	*Frésénius et Hintz*
Année de l'analyse	1889	—	1889
Bicarbonate de chaux	0,520642 p. M.	0,371 p. M.	0,1505 p. M.
Bicarbonate de fer	traces	0,007 » »	traces
Bicarbonate de magnésie	0,252652 » »	0,067 » »	0,2589 » »
Bicarbonate de manganèse	0,001131 » »	—	traces
Bicarbonate de zinc	0,001303 » »	—	—
Sulfate de chaux	0,499127 » »	1,594 » »	0,8862 » »
Sulfate de strontiane	0,005496 » »	—	—
Sulfate de potasse	0,070453 » »	0,007 » »	0,0146 » »
Sulfate de soude	0,405528 » »	0,236 » »	0,0146 » »
Nitrate de soude	0,005337 » »	—	—
Chlorure de sodium	0,267201 » »	0,004 » »	0,0051 » »
Chlorure de lithium	0,004248 » »	0,003 » »	traces
Bromure de sodium	0,000303 » »	—	—
Iodure de sodium	0,0000035 » »	—	—
Acide silicique	0,012097 » »	0,015 » »	0,0104 » »
Total . . .	2,0455215 p. M.	2,304 p. M.	1,3403 p. M.
Acide carbonique libre	0,287142 » »	0,080 » »	indéterminé
Total général . . .	2,3326635 p. M.	2,384 p M.	—

Prescrite avantageusement dans les dyspepsies doulou-reuses, l'engorgement du foie, les hémorrhoïdes, la consti-pation rebelle, elle s'est montrée sans rivale dans la gra-velle, la goutte, les coliques néphrétiques et hépatiques, les calculs biliaires, les affections catarrhales des reins et de la vessie.

Le traitement du catarrhe vésical est et reste sa spé-cialisation.

II. *Eau sous forme de bains chauds.*

Calmant et sédatif d'emblée, le bain à la température de 36 à 38 degrés centigr. exerce une action puissante sur le système nerveux, il procure une sédation et un bien-être tout-à-fait remarquables; aussi a-t-il été prescrit avec suc-cès aux personnes excitables, irritables, aux névropathes avec état congestif. Il guérit les affections de la peau, pro-duites ou entretenues par l'irritabilité du derme et est un précieux adjuvant du traitement interne dans certaines formes d'affections goutteuses et rhumatismales, les inflammations douloureuses de la vessie, de la matrice et des ovaires.

III. *Eau minérale sous forme de bains froids à courant continu.*

Le bain froid d'une durée de 10 minutes pris dans la piscine à la température native de l'eau (18° centigr.), ne dépassant pas 21 degrés, même par les plus fortes chaleurs, exerce une action vivifiante et réparative. Il est particu-lièrement utile dans le traitement de l'anémie, de la débi-lité générale, de la chlorose et des divers états névropa-thiques qui s'y rattachent. Chez les névropathes anémiques qui ne supportent pas la douche, une courte immersion dans la piscine nous a rendu de grands services à titre de reconstituant général et d'excitant du système nerveux.

IV. *Eau minérale sous forme de douches.*

Notre salle de douches, très complète, nous a permis d'y traiter une foule d'affections chroniques, organiques et ner-veuses, les unes se rattachant directement à la spécialisation de la source Carola, les autres y étant tout-à-fait étran-gères. Les douches y sont données à l'état de douches gé-nérales et locales, sous forme de douches périnéales, lom-baires, de douches en cercle, dard, lance, jet, pluie, colonne, etc., aux températures les plus variées (douches froides, tièdes, chaudes, écossaises) et avec pression graduée.

Les douches périnéales, les bains de siège à courant continu ont secondé le traitement interne dans diverses affections de la prostate et de la vessie. Les malades atteints de coliques néphrétiques et hépatiques se sont fort bien trouvés de l'application de douches locales chaudes, concurremment avec l'usage de l'eau minérale sous forme de boisson.

V. *Salle d'inhalation et de pulvérisation.*

Nous arrivons à la dernière et la plus curieuse application de l'eau minérale. Cette dernière pénètre à l'état de division extrême dans notre salle d'inhalation hermétiquement close. Par suite du dégagement des gaz et de la vapeur d'eau, l'air atmosphérique y subit une diminution notable de son oxygène et est saturé d'humidité. Sous cette double influence la circulation s'y ralentit, les battements du cœur diminuent d'intensité, les inspirations deviennent moins fréquentes et plus profondes et les douleurs de poitrine disparaissent. Nous avons appliqué avec succès le traitement par inhalation dans l'asthme bronchique et nerveux, l'emphysème, les affections pulmonaires caractérisées par l'élément douleur, toux et oppression.

Dans cette même salle, des appareils pulvérisateurs permettent de faire arriver l'eau minérale à l'état de ténuité parfaite sur les muqueuses respiratoires; aussi avons-nous enregistré quelques succès dans le catarrhe chronique du larynx, la bronchorrhée, en général les affections catarrhales des voies respiratoires, caractérisées par une sécrétion exagérée.

L'installation de douches nasales, auriculaires et oculaires nous permet d'y traiter quelques affections catarrhales spéciales à ces divers organes.

Observations cliniques.

Il n'entre pas dans nos vues de fatiguer le lecteur par la publication longue et détaillée de tous les cas qu'il nous a été donné de guérir par l'eau de Ribeauvillé pendant les dix-huit mois qui viennent de s'écouler. Nous nous bornerons à choisir les cas les plus saillants et les plus remarquables qui se sont présentés soit dans notre clientèle privée, soit parmi les baigneurs qui ont fréquenté l'établissement thermal pendant la saison 1889, soit enfin parmi les malades qui ont fait usage de l'eau minérale à domicile. Ces observations sont classées d'après le siège anatomique et la nature des lésions:

Affections des voies urinaires, de la vessie et des reins.

C'est dans ce genre d'affections que nous avons observé les cas les plus intéressants et obtenu les succès les plus remarquables. Dans la grande majorité des cas, le traitement par l'eau minérale sous forme de boisson, soit à la source, soit à domicile, a suffi à la cure. Dans certains états particuliers nous y avons ajouté des bains généraux, des douches locales ou des lavages de la vessie. Nous ne saurions trop recommander ces lavages avec l'eau minérale, qui, d'après l'examen bactériologique fait à Wiesbaden par M. le docteur Hueppe, est absolument aseptique dans les formes rebelles et invétérées de catarrhe vésical, concurremment avec le traitement interne.

A. Catarrhe vésical et cystite chronique.

1. Sch., âgé de 74 ans, rhumatisant depuis de longues années, est atteint depuis six ans environ d'un catarrhe de la vessie, tantôt avec aggravation, tantôt avec diminution des accidents locaux. Au mois d'août 1888, à la suite d'un fort refroidissement, la situation s'est brusquement aggravée. Le malade éprouve des douleurs intenses dans le bas-ventre, ainsi qu'une pesanteur dans la région périnéale. Les envies d'uriner sont fréquentes, le passage de l'urine très douloureux; il existe du ténesme et des épreintes. Les

urines sont fortement alcalines ; au fond du vase on remarque un dépôt jaune verdâtre, mucoso-purulent très
abondant. Au bout de quelques jours, l'expulsion de l'urine
ne peut plus se faire volontairement ; on est obligé de sonder le malade matin et soir. Le traitement institué à ce
moment consiste en salol (à la dose de 3 gr. par jour),
onctions narcotiques belladonées sur la région abdominale
et bains de siège tièdes. Le 15 septembre, à la suite d'une
consultation avec le Dr H., on ajoute le bromure de potas-
sium.

Malgré ce traitement complexe, la situation empire de
jour en jour, le malade est affaissé, les douleurs de plus
en plus intenses ; les urines, peu abondantes, ammoniacales,
laissent un dépôt purulent d'une odeur insupportable. On
continue à sonder le malade matin et soir. Fin septembre
il demande à être mis au régime de l'eau Carola, que nous
ne lui refusons pas et qu'il prend à la dose d'une bouteille
par jour. Suppression de tout autre traitement. Au bout
d'une douzaine de jours, les urines deviennent un peu plus
abondantes, les douleurs moins vives et le dépôt moins considérable. A notre grande surprise, au bout de la troisième
semaine la miction se fait spontanément et la sonde peut
être supprimée ; les urines sont abondantes, les douleurs
pour ainsi dire nulles, le dépôt au fond du vase perd son
caractère purulent pour devenir simplement muqueux ; en
même temps l'appétit renaît et l'état général s'améliore.
Au bout de la quatrième semaine, les urines sont franchement acides et rougissent au papier bleu de tournesol. On
maintient le traitement jusque fin novembre, à ce moment
les urines tout-à-fait claires ne présentent plus aucun dépôt
au fond du vase ; il n'existe plus aucun ténesme vésical ;
l'état général est excellent. Le malade continue à faire usage
de temps à autre de l'eau minérale ; il jouit aujourd'hui,
fin janvier 1890, d'une bonne santé, sans aucune mani-
festation du catarrhe depuis plus d'un an.

2. M., cultivateur, âgé de 78 ans, atteint de rétention
d'urine à la suite d'une cystite chronique datant de deux
ans, est amené fin décembre 1888 à l'hospice de Ribeauvillé. L'urine recueillie, à odeur ammoniacale intense, présente un dépôt verdâtre abondant au fond du vase. Vives
douleurs dans la région périnéale et abdominale ; ténesme
vésical intense.

Traitement : bains généraux tièdes, une bouteille d'eau
Carola par jour ; on sonde le malade matin et soir. La si-

tuation reste la même pendant les douze premiers jours, puis peu à peu les urines s'éclaircissent, les douleurs diminuent et le dépôt devient moins abondant. Au dix-huitième jour, l'émission se fait spontanément, les urines reprennent leur acidité normale ; le dépôt diminue de plus en plus, pour disparaître complètement au bout de la quatrième semaine. Le malade quitte l'hôpital fin janvier 1889 dans un état de santé très satisfaisant.

3. F., négociant, âgé de 56 ans, porteur d'un catarrhe vésical remontant à une dizaine d'années, a subi à plusieurs reprises, sans grand succès, la cure de Wildungen (source Georges Victor). Sur le conseil de son médecin M. le Dr J., il commence le traitement par l'eau Carola sous forme de boisson, dès mars 1889. A ce moment, le malade urine huit à dix fois dans la journée et davantage la nuit ; il souffre d'un ténesme vésical très douloureux. Le dépôt est abondant, l'état général déprimé et l'appétit presque nul. Sans s'astreindre à un traitement suivi et régulier, ses occupations ne le lui permettant pas, le malade reste néanmoins sous l'influence de l'eau minérale pendant toute la saison 1889 ; le résultat a été très favorable ; aujourd'hui, janvier 1890, il n'existe plus ni catarrhe ni ténesme vésical.

4. E., âgé de 74 ans, atteint depuis de longues années de cystite chronique, vint faire en juillet 1889 une cure à Ribeauvillé après avoir déjà antérieurement suivi à différentes reprises celle de Wildungen. Le malade prit l'eau à la source Carola pendant près de six semaines à la dose de 6 à 8 verres chaque matin à jeûn. Sous l'influence de cette cure, les urines devinrent claires, ne présentèrent plus aucun dépôt, leur émission se fit facilement et sans douleur. Le malade partit ainsi guéri et naturellement enchanté du résultat heureux de sa cure en Alsace.

5. K., 78 ans, vieil habitué de Contrexéville, nous est adressé commencement juin par le Dr H. Il est atteint d'un ancien catarrhe de la vessie avec dépôt mucoso-purulent abondant ; au moment de son arrivée à Ribeauvillé le malade se trouve dans la situation suivante : Les urines troubles, à réaction alcaline, laissent déposer une matière jaunâtre à caractère franchement purulent. Le malade éprouve une pesanteur dans la région périnéale, des besoins fréquents d'uriner, principalement la nuit ; l'appétit est languissant, l'état général par suite de l'insomnie très précaire.

Le malade suit le traitement du 6 juin au 15 juillet à la dose de 6 à 8 verres le matin à jeûn; l'amélioration se fait déjà sentir au bout d'une quinzaine de jours. A son départ il peut être considéré comme guéri; son état général est excellent, ainsi que l'état local: urines claires, limpides, abondantes, à réaction acide, émission sans douleur, à peine de temps à autre encore un léger nuage muqueux. Le malade continue l'usage de l'eau à domicile; commencement octobre le médecin traitant nous fait savoir que son état était toujours des plus satisfaisants.

6. St., âgé de 32 ans, a été atteint il y a environ un an d'une cystite aiguë; guérison imparfaite. Au moment de son arrivée, juillet 1889, le malade éprouve des envies fréquentes d'uriner, des douleurs au moment de l'émission, de temps à autre se manifeste un léger écoulement mucoso-purulent. A la suite d'une courte campagne de quinze jours vigoureusement menée, — 12 à 15 verres dans la journée, — le mal disparaît et le malade regagne ses pénates complètement guéri.

7. D., ancien habitué de Contrexéville, atteint de catarrhe vésical chronique, d'intensité moyenne, suivit depuis le mois de mai jusqu'à la fin d'octobre 1889 la cure par l'eau Carola à domicile. A la suite de cet usage prolongé de l'eau, le catarrhe disparut complètement ainsi que le ténesme vésical.

8. L., 79 ans, envoyé par M. le Dr B., est atteint de catarrhe vésical avec cystite chronique depuis de longues années. Les urines sont louches et glaireuses, le malade éprouve de fortes douleurs au moment de la miction. Au bout de trois semaines de traitement par l'eau minérale sous forme de boisson et de bains généraux tièdes, les urines reprennent leur acidité normale et se clarifient. La douleur au moment de l'émission a fortement diminué.

9. K., âgé de 58 ans, atteint de cystite depuis trois ans avec hématuries très fréquentes et très graves, a suivi plusieurs traitements sans succès jusqu'au mois de juin 1889, époque à laquelle il fit usage de l'eau Carola sous forme de bains et de boisson. Il suivit la cure avec assiduité pendant près de deux mois et s'en trouva fort bien. Le malade n'a eu depuis cette époque plus aucune hématurie; l'émission des urines qui sont claires se fait facilement.

B. Affections de la prostate.

10. A., âgé d'environ 65 ans, est atteint d'une hypertrophie de la prostate. Le malade ne peut uriner volon-

tairement ; il se sonde lui-même. Par suite du séjour prolongé de l'urine dans la vessie, il s'est produit un catarrhe ; les urines sont troubles et glaireuses. Une cure de trois semaines dissipe complètement cet état catarrhal.

C. Affections des reins.

11. V., jeune homme, âgé de 35 ans, a été atteint de néphrite il y a environ 3 ans. Comme le mal reparut dans le courant de l'année dernière à la suite d'un refroidissement, il se décida, sur l'avis de son médecin, à faire une cure aux bains Carola. A son arrivée le malade éprouve de l'oppression à la moindre fatigue, manque d'appétit, le teint est blafard et la face bouffie ; les urines renferment de l'albumine et sont peu abondantes. Le malade est mis au régime de l'eau minérale sous forme de boisson à la dose de 5 à 6 verres par jour. Au bout de trois semaines de traitement, l'état local s'est amélioré dans ce sens, que l'urine claire et abondante ne renferme plus que quelques flocons à peine appréciables d'albumine ; l'état général est excellent, l'appétit développé, le teint meilleur ; le malade fait de longues promenades, sans être essoufflé.

Nous ne pouvons nous empêcher d'ajouter encore une observation digne d'intérêt, recueillie au moment même de la rédaction de la présente brochure.

12. Mme Sch., 38 ans, prétend avoir été traitée il y a 15 ans par M. le Dr W. pour des coliques néphrétiques. Au mois de juin 1889 elle a été prise assez subitement d'une raideur douloureuse dans la région lombaire gauche, avec sensation de pesanteur dans le bas-ventre. Urine glaireuse renfermant des mucosités, mais sans présence de sable ou de gravier. Une cure de quatre semaines (douches locales chaudes et eau en boisson) dissipa les douleurs lombaires ; les urines reprirent leur limpidité normale.

Mme Sch., resta bien portante jusqu'en janvier 1890. Le 3 janvier elle est atteinte d'influenza ; au quatrième jour de la maladie, violent frisson, suivi de vomissements et d'une douleur intense dans la région rénale gauche que la moindre pression exaspère. La température s'élève à 40°, les urines, rouges jusqu'alors, renferment une énorme quantité de pus ; sédiment jaune, visqueux, épais au fond du vase. A l'examen microscopique on y remarque des globules de pus et de nombreuses cellules épithéliales. Le diagnostic est pyélonéphrite aiguë, suppurée, probablement d'origine calculeuse. Le traitement institué consiste en sulfate de quinine et deux bouteilles d'eau Carola par jour. Les frissons se répètent encore 3 à 4 jours et finissent sous l'influence de la quinine par céder en même temps que la fièvre. L'eau est admirablement tolérée par l'estomac et se prête à merveille au lavage des voies urinaires. Sous son influence, les douleurs lombaires cessent déjà au bout d'une dizaine de jours ; les urines plus abondantes entraînent une quantité considérable de pus. Peu à peu la pyorrhée devient moins abondante, les urines de plus en plus claires, en même temps que l'état général se rétablit. Aujourd'hui, 16 février, la malade peut être considérée comme tout-à-fait guérie de sa grave complication, après avoir pris en tout 3 à 4 grammes de quinine au début de la maladie, et le reste du temps, simplement le traitement hydro-minéral à la dose de 2 bouteilles par jour.

Manifestations de la diathèse urique du côté des articulations et des voies urinaires.

La goutte, la gravelle urique, les coliques néphrétiques et en général les diverses manifestations de la diathèse urique que nous avons eu l'occasion de traiter, ont été remarquablement améliorées par l'usage de l'eau minérale sous forme de boisson à haute dose. Dans la goutte franche, aiguë, l'usage de l'eau minérale atténua singulièrement la violence, la durée, le nombre des accès, tout en maintenant l'état général dans d'excellentes conditions. La goutte chronique, la gravelle, les coliques néphrétiques ont également été traitées très avantageusement tant à domicile qu'à l'établissement thermal, où au traitement interne nous ajoutâmes des bains généraux et des douches locales chaudes.

A. Goutte.

13. G., 40 ans, goutteux depuis l'âge de 25 ans, est pris chaque année de deux accès de goutte franche. Ces accès devinrent de plus en plus longs et intenses ; en avril 1888 le malade eut un accès qui dura près de trois mois ; l'état général resta longtemps détérioré et l'usage des articulations limité pendant plusieurs mois. G. commença l'usage de l'eau sous forme de boisson dès novembre 1888 irrégulièrement, mais de façon à rester toujours plus ou moins sous l'influence de l'eau Carola. En avril 1889 nouvel accès de goutte, qui cette fois dura à peine une quinzaine de jours ;

les douleurs étaient peu intenses et l'état général resta bon. Pendant tout le reste de l'année 1889 le malade n'eut plus d'accès, grâce à l'usage à peu près constant qu'il fit de l'eau minérale. En janvier 1890 il est repris d'un petit accès, qui lui permit de vaquer à ses occupations habituelles et qui dura à peine 5 jours ; absence presque complète de douleurs, état général excellent. Le malade continue à boire de l'eau et espère bien guérir définitivement de son mal invétéré.

14. M. M., âgé de 68 ans, après avoir suivi sans résultat une cure à Wildbad, vint se faire soigner en août 1889 pour une goutte chronique datant de longues années. La marche est très gênée, les mouvements du cou de pied gauche, qui est sensiblement déformé et plus volumineux que celui de droite, très limités. Flexion des doigts incomplète ; le malade ne peut fermer la main, par suite de la présence de nombreux tophus dans les articulations des phalanges. M. est mis au régime de l'eau minérale sous forme de boisson, concurremment avec des bains chauds, et fit une saison de trois semaines qui lui fut très avantageuse. La marche devint beaucoup moins pénible, les fonctions de la main plus faciles, par suite d'une notable diminution de l'engorgement articulaire des doigts. Pendant toute la durée de la cure, la diurèse fut des plus abondantes.

B. Gravelle, coliques néphrétiques.

15. Le 15 février 1889, M. B., boulanger, atteint de violentes coliques néphrétiques, après avoir, sans succès, sur l'avis de son médecin, usé de l'eau de Contrexéville, nous pria de lui envoyer de l'eau Carola. Le 1er mars, le malade rendit pour la première fois, depuis le début de son mal, de nombreux graviers, de la grosseur d'une tête d'épingle jusqu'à celle d'un petit pois. A la suite de cette expulsion il éprouve immédiatement un grand soulagement, mais continua néanmoins l'usage de l'eau jusqu'à fin mars. Vers le milieu du mois de mai il reprit de l'eau minérale et rendit le 8 juin presque sans douleurs six graviers volumineux. Depuis cette époque le malade n'a plus éprouvé de coliques néphrétiques, il vaque à ses occupations pénibles et jouit d'une excellente santé. A titre de traitement préventif, il fait venir de temps à autre de l'eau Carola, qu'il boit chaque fois pendant une durée de trois semaines à la dose d'une bouteille par jour.

Affections de l'estomac.

Dans les formes douloureuses de la dyspepsie, la gastralgie, genre d'affections où les eaux alcalines calcaires réussissent bien mieux que les eaux alcalines sodiques, qui souvent exaspèrent les douleurs stomacales, dans les pyrosis, la dyspepsie des goutteux, le catarrhe de l'estomac, nous avons eu l'occasion d'enregistrer de nombreux succès par l'usage de l'eau bi-carbonatée calcique magnésienne de Ribeauvillé. Dans les affections de l'estomac, l'eau doit être prise à dose modérée : deux verres le matin à jeûn, un verre avant les deux principaux repas, suffisent pour calmer les douleurs, réveiller l'appétit, régulariser les sécrétions gastriques. Nous ne citerons que trois à quatre de nos observations.

16. B., maréchal-ferrant, est atteint depuis deux ans environ d'un catarrhe douloureux de l'estomac avec pyrosis et vertige stomacal, qui le rendent souvent incapable de continuer son travail ; il est mis à l'usage de l'eau minérale pendant près de deux mois, à la dose de 4 verres par jour. Sous l'influence de cette médication si simple, les fonctions de l'estomac se sont régularisées, l'appétit s'est réveillé, en même temps que les douleurs épigastriques se sont éteintes ; il n'éprouve plus ni nausées, ni vertiges. La guérison s'est maintenue jusqu'aujourd'hui.

17. Mme K., sage-femme, est atteinte depuis de longues années de dyspepsie douloureuse qui lui fit suivre de nombreux traitements, amers, laxatifs, etc. Depuis près de huit mois elle prend l'eau Carola à la dose moyenne de 3 à 4 verres par jour et s'en trouve à merveille. Son appétit nul jusqu'alors est excellent aujourd'hui ; les douleurs stomacales sont complètement éteintes et les fonctions digestives régulières.

18. L. B., gendarme, atteint de dilatation de l'estomac avec dyspepsie flatulente, se trouve au début de la cure dans l'état suivant : Dégoût profond des aliments, sensibilité douloureuse au creux de l'estomac distendu par les gaz, digestions longues et pénibles. Sous l'influence de l'eau en boisson pendant une durée de huit semaines, l'état du malade s'est amélioré sous tous les rapports, l'appétit est devenu meilleur, la digestion plus active, le ballonnement du ventre a considérablement diminué, les garde-robes sont devenues plus fréquentes et plus faciles. Le malade, pour éviter les

rechutes, est obligé de faire un usage presque constant de l'eau, qui l'entretient dans un état de santé très supportable en lui assurant la liberté du ventre.

Affections du foie. Calculs biliaires.

Nous avons eu l'occasion de traiter quelques cas de coliques hépatiques et obtenu un résultat aussi satisfaisant que dans les cas de coliques néphrétiques. L'eau régularise en effet les fonctions du foie et prévient ainsi le retour des coliques hépatiques, en même temps que par ses propriétés laxatives elle favorise le rejet des concrétions biliaires. L'eau se prend à la dose de 5 à 8 verres par jour. Nous ne citerons qu'une seule observation, la plus concluante et la plus remarquable.

19. Mme Vve N., porteuse depuis environ 4 ans de calculs biliaires, est très souvent sujette à des coliques hépatiques, généralement suivies d'ictère. En février 1889 elle est prise d'un violent accès, suivi d'un ictère très intense, qui persista encore au mois de mai, époque à laquelle elle commença une cure d'eau à la source même. A la suite de cette cure qui dura six semaines, les fonctions du foie se régularisèrent et l'ictère disparut complètement, bien que la malade n'ait pas pu constater le rejet d'un calcul. L'appétit se réveilla, les selles devinrent abondantes et colorées. Depuis cette époque la malade n'eut plus un seul accès de coliques hépatiques et se porte toujours très bien.

Maladies de l'intestin.

Nous avons obtenu des succès remarquables par l'usage de l'eau minérale sous forme de boisson à la dose de 5 à 6 verres par jour, dans certaines affections catarrhales ou inflammatoires de l'intestin accompagnées de constipation rebelle, tels que le catarrhe intestinal chronique, les inflammations du cœcum, l'état hémorrhoïdal. Grâce à la présence simultanée dans l'eau de sel de Glauber et de bicarbonate de magnésie, la digestion devient plus prompte, les selles plus abondantes et plus faciles. Ce n'est pas à ce titre seulement qu'elle est à recommander dans les affections intestinales, mais parce qu'elle fait cesser l'irritation locale, guérit la muqueuse malade et partant rétablit le fonctionnement normal de l'intestin. A ce titre, elle l'emporte de beaucoup sur les eaux laxatives fortes dont l'action n'est que momentanée, passagère, et dont l'usage est presque constamment suivi d'une augmentation dans l'intensité de la constipation.

20. Mlle X., 21 ans, a été atteinte commencement 1888 d'une inflammation du cœcum (typhlite) avec constipation opiniâtre, douleurs abdominales intenses, qui mit sa vie en danger et qui ne guérit qu'au bout de plusieurs semaines. Depuis cette époque, au moindre écart de régime, la constipation se reproduit, en même temps que l'irritation intestinale. Commencement 1889 à la suite d'un refroidissement elle est de nouveau reprise de constipation avec douleurs dans la fosse iliaque droite ; nous lui proposons une cure de six semaines à la dose de 5 à 6 verres par jour ; le traitement eut un succès complet. Depuis cette époque les selles sont régulières, la constipation complètement disparue ; la jeune fille n'éprouve plus aucune douleur abdominale et jouit d'une excellente santé.

21. M. S., cultivateur des environs, est atteint d'une inflammation chronique du cœcum depuis environ quatre ans ; à plusieurs reprises il a été pris d'accidents aigus, tels que douleurs abdominales, vomissements, absence de selles, ballonnement du ventre, etc. Le traitement qui avait réussi le mieux à rétablir le cours des selles, mais sans effet durable, fut l'eau de Kissingen (Rakoczy). Commencement 1889 il retomba malade et nous lui proposâmes cette fois-ci l'eau Carola qu'il prit pendant plusieurs semaines. Sous l'influence de cette cure il se rétablit et n'a plus eu depuis la moindre rechute.

22. D., ouvrier de fabrique, 24 ans, souffre depuis plusieurs années d'une constipation très opiniâtre sous la dépendance d'un catarrhe intestinal chronique. Une selle de huit en huit jours, malgré l'usage d'une foule de purgatifs et de spécialités, qui ne firent qu'empirer sa situation.

En avril 1889 il est mis à l'usage de l'eau Carola à la dose maximum de quatre verres par jour ; au bout de quelques semaines de traitement, les selles finissent par devenir journalières en même temps que l'appétit se réveille et que l'état général se refait. Le malade continue à boire régulièrement l'eau à dose de 2 à 3 verres par jour.

Il est évident que dans ce cas le rétablissement des selles s'est produit par suite de la guérison du catarrhe intestinal, cause première de la constipation.

23. X., employé, 48 ans, porteur d'hémorrhoïdes douloureuses, est sujet à une forte constipation. Sous l'influence d'une

cure de quelques semaines, les selles deviennent faciles et abondantes et les bourrelets hémorrhoïdaux se sont complètement affaissés.

Affections des voies respiratoires.

Mélangés à l'air atmosphérique, la vapeur de l'eau minérale ainsi que les gaz qu'elle renferme exercent une action calmante et sédative puissante sur l'asthme bronchique et nerveux, l'emphysème, en général les affections de poitrine caractérisées par l'élément douleur, la toux et l'oppression.

Inhalée à l'aide d'appareils pulvérisateurs, elle agit favorablement dans les affections catarrhales du larynx et des bronches, accompagnées de sécrétions muqueuses ou mucosopurulentes exagérées.

24. Z., viticulteur des environs, souffre depuis de longues années d'accès d'asthme violents qui se répètent plusieurs fois par an et dont le dernier en février 1889 a mis ses jours en danger. Dès le début de la saison il devint un hôte assidu de notre salle d'inhalation, où il fit journellement pendant plusieurs semaines des séances de trois quarts d'heure. Sous l'influence de ce traitement bien simple, la guérison s'est maintenue jusqu'aujourd'hui.

25. A., vieil ecclésiastique âgé de 86 ans, atteint d'une laryngite chronique, presque aphone, vint se faire traiter aux bains Carola. Il dut faire chaque jour pendant un quart d'heure une séance d'inhalation à l'aide du pulvérisateur; au bout de trois semaines de traitement, l'irritation locale avait disparu et la voix était redevenue claire et nette.

26. Mad. M. suivit une cure à Ribeauvillé et fit usage de l'eau minérale pulvérisée pour une bronchite mucosopurulente, datant de plusieurs mois; à son arrivée on constata à l'auscultation des râles muqueux nombreux dans toute l'étendue des deux poumons; expectoration mucosopurulente abondante. Une trentaine de séances de pulvérisation suffirent pour la débarrasser de son mal invétéré.

Maladies cutanées.

De temps immémorial, l'eau de Ribeauvillé sous forme de bains, alors même qu'elle n'arrivait à la surface du sol que mêlée à des eaux étrangères, avait dans la contrée entière une grande réputation dans le traitement des maladies de la peau. De même que prise à l'intérieur elle a une action calmante et sédative sur les muqueuses, de même sous forme de bains elle calme et guérit les affections de la peau produites ou entretenues par l'irritabilité du derme, telles que l'eczéma, l'herpès, le psoriasis, la furonculose, les ulcérations superficielles. Le premier effet du bain est de supprimer l'élément douleur et d'insensibiliser les parties malades. Plus tard les ulcérations se détergent, sèchent, la desquamation s'opère, les croûtes se détachent et la peau se refait.

27. X., boucher, âgé de 56 ans, est atteint d'un eczéma étendu et douloureux aux deux jambes, avec suintement très abondant ; malgré un traitement local et général, la situation ne s'améliore pas. Il prend alors une série de bains, à la suite desquels la maladie cutanée guérit complètement. Depuis cette époque le malade a pu reprendre ses occupations et la peau est restée saine.

28. Mad. J., des environs, atteinte d'une ulcération variqueuse à la jambe gauche avec eczéma assez étendu, prend une trentaine de bains, à la suite desquels elle guérit sans aucun autre traitement, alors qu'antérieurement nous l'avions soignée pendant près d'un an sans grand succès.

29. U., artisan, atteint d'un psoriasis généralisé, prend une vingtaine de bains à la suite desquels la peau s'est refaite. Le mal n'a plus reparu depuis.

30. K., valet de chambre, atteint d'un ulcère à la jambe gauche, qui le faisait beaucoup souffrir et qui avait résisté à plusieurs traitements topiques, fait une saison de bains à la suite de laquelle l'ulcère s'est cicatricé rapidement. La guérison ne s'est pas démentie jusqu'aujourd'hui.

Affections nerveuses et divers états névropathiques.

Sous forme de bains chauds et tempérés, l'eau Carola exerce une action sédative puissante sur le système nerveux et a été prescrite avec succès aux névropathes avec état congestif des organes.

31. Mlle S., 48 ans, est atteinte depuis environ 18 mois d'un goître exophthalmique. Elle a les yeux saillants, le teint pâle, se plaint de battements de cœur, son pouls est fréquent, 120 à 140 pulsations par minute ; sa respiration est gênée par suite d'une hypertrophie considérable de la glande thyroïde.

Insomnie persistante, amaigrissement considérable. La malade est accablée de fatigue et ne peut goûter un moment de repos. Elle a suivi en dernier lieu la médication iodée, qui lui fut désastreuse.

Commencement juillet, elle commença à prendre des bains tous les deux jours, d'une durée de trois quarts d'heure et à la température de 37 à 38° centigr. Les effets de la cure, qui dura 6 semaines, furent très satisfaisants ; les battements du cœur devinrent moins fréquents, le pouls tombe à 90 pulsations, les yeux perdirent leur saillie, le goître diminua de moitié ; en même temps l'appétit se refit et le sommeil devint réparateur. Depuis cette époque, Mlle S. a repris le cours de ses occupations habituelles et n'a plus eu besoin de soins médicaux.

Sous forme de bains froids, l'eau a été particulièrement utile dans le traitement de l'anémie, de la chlorose et des divers états névropathiques qui s'y rattachent.

Nous allons citer deux observations, l'une de danse de St-Guy, l'autre de paralysie hystérique, toutes deux affections sous la dépendance de la chlorose et qui ont été améliorées remarquablement sous l'influence des bains froids à courant continu dans la piscine.

32. Une fillette de 10 ans, née de parents strumeux, est atteinte d'une danse de St-Guy très intense. Motilité nerveuse extrême des bras et des jambes, agitation continue, mouvements désordonnés. La petite malade prit une cinquantaine de bains froids et s'en trouva à merveille ; le mal diminua d'intensité en même temps que le bain exerça une influence reconstituante sur l'ensemble des fonctions organiques.

33. Mlle O., 26 ans, profondément anémique, irrégulièrement menstruée, hystérique depuis quelques années, est atteinte depuis environ un an de troubles de motilité dans l'extrémité inférieure gauche (paralysie hystérique) ; la marche est difficile et la malade est obligée de se faire conduire au bain. Ne supportant pas les douches, elle prend des bains froids journaliers, très courts, d'une durée d'une à trois minutes, pendant quelques semaines. Le résultat fut favorable. La malade finit par se rendre facilement à pied à l'établissement, en même temps que l'anémie disparut et que les forces se rétablirent.

A la suite de nos propres observations nous nous permettrons de publier quelques attestations de divers collègues qui ont eu l'occasion de prescrire l'eau Carola et d'en suivre les effets sur leurs clients.

———

Ayant eu l'occasion, dans le courant de l'année 1889, de contrôler les effets des eaux de Ribeauvillé dans plusieurs cas de catarrhe chronique de la vessie traités soit à domicile, soit à Ribeauvillé même, j'ai pu constater que sous l'influence de ces eaux, prises à raison d'une bouteille par jour, les urines se clarifient, que les douleurs et le ténesme vésical disparaissent et que parallèlement l'état de santé s'améliore. L'effet thérapeutique de la source Carola dans les affections de ce genre est des plus frappants et des plus heureux, et j'en recommanderais avec confiance l'usage toutes les fois que la médication ordinaire resterait impuissante.

Ste-Marie a/m. en Alsace, le 6 janvier 1890.

Dr HÖPFFNER,
Médecin des hôpitaux et médecin cantonal.

———

Monsieur et honoré confrère,

Conformément à votre désir, j'ai l'honneur de vous communiquer mes observations concernant les effets thérapeutiques de l'eau Carola dans un cas de cystite chronique que j'ai eu l'occasion de traiter dans le courant de l'année dernière. Il s'agit d'une cystite chronique purulente chez un homme d'une soixantaine d'années, alcoolique, que j'eus à traiter après de longs mois de maladie.

Je prescrivis l'eau Carola sous forme de boisson à la dose d'environ une bouteille par jour, en même temps que des lavages de la vessie avec la même eau minérale. Je constatai qu'employée sous cette double forme elle a eu une action désinfectante puissante sur la vessie en même temps qu'elle a augmenté considérablement la diurèse. L'effet thérapeutique fut durable et le malade se sentit très amélioré tant dans son état général que local. Je suis sous tous les rapports satisfait des effets obtenus par l'eau qui est agréable à boire et facile à digérer. Elle agit puissamment sur l'organisme et le malade se sent soulagé dès le début du traitement. Les lavages de la vessie sont à mon avis très efficaces dans les cas invétérés encore curables.

Je me propose de continuer à prescrire l'eau dans les cas analogues qui se présenteront dans ma clientèle et ne puis que la recommander à mes confrères.

Veuillez agréer, etc.

Dannemarie en Alsace, 20 février 1890.

Dr BREINLINGER,

Médecin cantonal.

J'ai prescrit l'eau Carola de Ribeauvillé avec un succès incontestable dans divers cas de catarrhe chronique de la vessie ainsi que contre l'état hémorrhoïdal. Dans un cas d'engorgement chronique du foie, j'ai également constaté, après une cure prolongée, une diminution notable de la tension douloureuse locale et une augmentation remarquable de l'appétit.

Ribeauvillé, le 8 février 1890.

Dr ERNEST JAHN,

Médecin de Meiningen.

En automne 1889 j'ai, d'après les indications de mon confrère le Dr Staub de Ribeauvillé, prescrit l'eau Carola dans deux cas que je vais relater brièvement. Il s'agit d'abord d'un homme de 60 ans d'Ammerschwihr, atteint d'un fort catarrhe de la vessie avec douleur dans la région rénale. Je prescrivis au début le salol qui produisit un soulagement sensible sans diminuer le catarrhe qui reparaissait dès qu'on supprimait la médication. J'eus alors recours à l'eau Carola. Sous son influence le catarrhe disparut peu à peu et ne s'est depuis plus reproduit. Le second cas se rapporte à une femme de Sigolsheim, atteinte de rhumatisme articulaire généralisé. Comme le traitement par le salicylate de soude ne procura que peu d'amélioration, je prescrivis parallèlement l'eau Carola qui, en augmentant la diurèse, hâta la guérison très sensiblement.

Votre dévoué collègue.

Kaysersberg, le 12 février 1890.

Dr PAULSEN.

Très honoré confrère,

J'ai prescrit l'eau Carola dans des cas de gravelle et dans d'autres affections dues à un excès d'acide urique dans l'économie et en ai obtenu de bons effets. Elle m'a rendu également de bons services dans un cas simple de catarrhe vésical. Dans les maladies telles que la goutte, le rhumatisme articulaire chronique, etc., je prescris avec succès l'eau Carola à la place de l'eau de la Kronenquelle d'Obersalzbrunn, que j'avais employée jusqu'alors.

Veuillez agréer, etc.

Strasbourg, le 17 février 1890.

Dr METZENTHIN,
Médecin communal.

J'ai employé l'eau Carola de Ribeauvillé dans plusieurs cas de catarrhe vésical ainsi que de constipation rebelle.

Même dans les cas les plus invétérés, la constipation a définitivement cédé, pour ne plus reparaître, au bout d'une cure variant entre 4 et 6 semaines. L'eau a cet avantage d'être facilement supportée par l'estomac le plus délicat et d'être très digestive. Les résultats que j'ai obtenus avec l'eau dans divers cas de catarrhe vésical ont été très concluants. Dans les cas simples, l'usage de l'eau sous forme de boisson a suffi pour amener la guérison ; dans les cas graves, par exemple le catarrhe vésical purulent, j'ai ajouté au traitement interne les lavages vésicaux avec grand succès. Plusieurs malades, chez lesquels la médication ordinaire, soit locale, soit générale, avait échoué, ont été les uns guéris, les autres sensiblement améliorés sous l'influence d'une cure rationnelle.

Ribeauvillé, le 12 février 1890.

Dr méd. HENNIG.

Mon cher confrère,

J'ai l'honneur de vous envoyer ci-joint deux observations, prouvant l'efficacité de l'eau de la source Carola.

Observat. I. M. B., âgé d'environ 50 ans, souffrant depuis une vingtaine d'années de rhumatisme goutteux. Plusieurs traitements ont été suivis sans grand résultat.

(salicylate de soude, séjour à Vichy, à Plombières). Depuis un an, le rhumatisme goutteux s'était compliqué de coliques néphrétiques très violentes.

Au mois d'août 1889 j'ai conseillé au malade de faire une cure aux bains de Ribeauvillé. Il suivit mon conseil et après un traitement de six semaines il est revenu guéri de son rhumatisme et il n'a plus eu depuis qu'un seul accès de coliques néphrétiques à la fin du mois de décembre.

Observat. II. M. S., âgé de 49 ans, souffrait de paraplégie et de paralysie vésicale à la suite d'un accident. Le malade dût être sondé deux fois par jour et malgré les précautions antiseptiques que l'on prit pour le cathétérisme, il contracta au bout d'un mois un catarrhe vésical. Après avoir employé sans succès les injections boriquées, le salol etc., j'eus recours à l'eau Carola et au bout de 2 à 3 semaines les urines s'éclaircirent.

Schlettstadt, le 26 février 1890.

Dr HOULLION,
Médecin cantonal et des hôpitaux.

Mon cher confrère,

Depuis une année environ, j'ai prescrit quelquefois l'eau de la source Carola à différents malades. J'en ai retiré d'excellents effets chez quelques personnes atteintes de catarrhe chronique de la vessie. Une dame, jeune encore, et atteinte de gravelle phosphatique abondante et rebelle, a été notablement soulagée par l'usage de cette eau. Somme toute, les résultats que j'ai obtenus jusqu'à ce jour, quoique peu nombreux, sont de nature à encourager une expérimentation ultérieure.

Colmar, le 8 février 1890.

Dr HIRTZ.

Mon cher confrère,

En réponse à votre honorée du 7 courant, je constate avec satisfaction les effets heureux de la source Carola chez M. Sch. de Ribeauvillé, que j'ai eu l'occasion d'observer avec vous pour un cas de catarrhe de la vessie très grave. J'ai pu également constater les bons effets de cette eau chez M. J. S. de Riquewihr, que j'ai eu à traiter pour une cystite purulente durant l'été dernier et parfaitement guéri par l'emploi des eaux de la source Carola, concurremment avec les injections vésicales iodoformées.

Votre tout dévoué confrère.

Riquewihr, le 9 février 1890.

Dʳ HERRENSCHNEIDER,
Médecin cantonal.

Mon cher confrère,

J'ai prescrit votre excellente eau Carola l'an dernier une série de fois pour des cystites et ai remarqué chez certains de mes malades un soulagement notable. Je me propose d'expérimenter votre eau sur une plus grande échelle cette année-ci.

Colmar, le 25 février 1890.

Dʳ MOLK.

D'après les rapports de plusieurs de mes confrères, l'eau Carola agit très efficacement dans le catarrhe de la vessie, la gravelle et la goutte.

Strasbourg, mars 1890.

Dʳ KRIEGER,
Conseiller médical.

Nos observations personnelles, les appréciations des confrères que nous venons de citer, devront être considérées comme les premiers jalons de l'enquête aujourd'hui ouverte sur la valeur des Eaux Carola.

Nous continuerons à recueillir le plus de faits possible et à publier les observations les plus dignes d'intérêt. Nous prions également ceux de nos collègues qui ont déjà eu l'occasion de prescrire nos eaux ou qui pourraient plus tard les prescrire à leurs malades, de nous faire part de leurs observations. En recueillant ainsi tous les témoignages, nous serons à même d'amasser le plus de documents possible, de classer méthodiquement les faits, d'en tirer toutes les déductions utiles à la pratique, le tout au profit des malades.

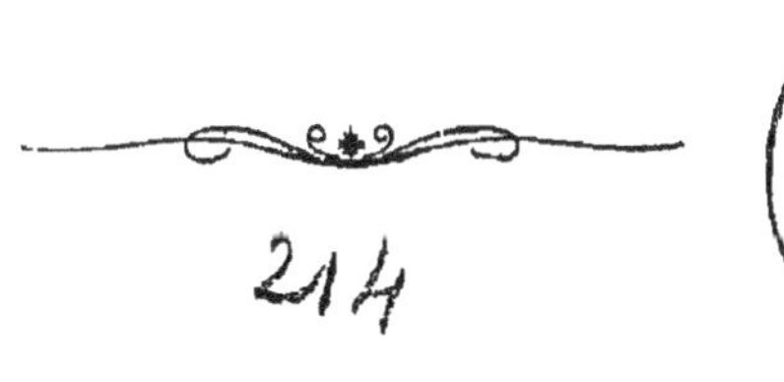

Eaux transportées.

Les eaux de la source Carola transportées restent limpides et se conservent parfaitement en gardant toutes leurs propriétés thérapeutiques.

Elles s'emploient à la dose moyenne d'une bouteille par jour, à prendre pour la plus grosse part le matin à jeun et pour la moindre entre les repas, la digestion une fois terminée ; cependant il serait préférable de s'habituer à boire toute la bouteille le matin. Il faut laisser au moins une demi-heure d'intervalle entre le dernier verre et le déjeuner.

L'eau se prend de dix en dix minutes par verrées de 200 gr et doit préalablement être chambrée et légèrement chauffée pour atteindre à peu près la température de 18⁰ centigrades. La durée d'une cure à domicile doit être de 4 à 6 semaines. Une alimentation mixte, simple, tonique sans être excitante (œufs, rotis secs, viandes blanches, poissons, légumes frais, etc.) conviendra dans presques tous les cas.

Abstinence d'aliments gras, farineux, sucrés, ainsi que de fruits crus et de boissons acidules ; les vins trop capiteux, ainsi que les liqueurs et les bières alcooliques, l'abus du café et du thé doivent être sévèrement proscrits durant la cure.

L'administration des Eaux fait les expéditions par caisses de 12, 25 et de 50 bouteilles.

Prix de la bouteille à expédier, emballage compris, 50 Pfennigs. A chaque envoi est ajouté gratis le mode d'emploi de l'eau à domicile et, en cas de demande, l'analyse du professeur Frésénius de Wiesbaden et les publications médicales parues.

Dépôts pour l'Alsace-Lorraine, l'Allemagne et la Suisse :

Strasbourg : Société de Transports et Entrepôts, faubourg de Saverne, 48.

Metz : Pharmacie Schanté, rue de la Tête d'Or, 10.

Colmar : Pharmacie Ribstein et Droguerie Fleischhauer.

Mulhouse : Pharmacie Dietsch, rue de Riedisheim, 24.

Bâle : Pharmacie Saint-Jacques, C. Trautmann.

Munich : Barbarino & Kilp, Marienplatz 25 (Dépôt général pour l'Allemagne du Sud).

Berlin W : Heyl & Cie, Charlottenstrasse 66 (Dépôt général pour l'Allemagne du Nord).

L'administration des Eaux met à la disposition de Messieurs les docteurs l'eau de la source Carola gratuitement et sur simple demande.

Publications concernant la Source thermale de Ribeauvillé.

1° Chemische Analyse der Carolaquelle zu Rappoltsweiler, Ober-Elsass, vom Geh. Hofrath Prof. Dr. Fresenius, Wiesbaden 1889.

2° La source Carola de Ribeauvillé, Haute-Alsace, par le Dr Staub, médecin de l'établissement thermal, Sainte-Marie-aux-Mines 1889.

3° Du mode d'emploi des eaux de Ribeauvillé à domicile, Strasbourg 1890.

4° Ribeauvillé, Aubure et environs par M. Léon Boll, Sainte-Marie-aux-Mines 1889.

5° De la valeur thérapeutique de la source Carola, basée sur les observations cliniques recueillies pendant les années 1888 et 1889 par le Dr Ch. Staub, médecin de l'établissement, Strasbourg 1890.

6° Les bains Carola de Ribeauvillé, Haute-Alsace, Strasbourg 1890.

Ouverture des Bains Carola à Ribeauvillé
du 1er Mai au 30 Septembre.

Adresse pour lettres et télégrammes :
Source Carola Ribeauvillé Haute-Alsace

Pour les renseignements médicaux s'adresser au docteur STAUB, médecin de l'établissement, à Ribeauvillé.